D0169657

WHO SAID IT: _____

DATE: _____

WHERE: _____

_____

66_____

_____

_____

_____

_____

_____ **99**

WHO SAID IT: _____

DATE: _____

WHERE: _____

_____

WHO SAID IT: _____

DATE: _____

WHERE: _____

_____

WHO SAID IT: _____

DATE: _____

WHERE: _____

_____

" " _____

_____

_____

_____

_____

_____ " "

66 _____

_____

_____

_____

_____

_____ 99

WHO SAID IT: _____

DATE: _____

WHERE: _____

_____

WHO SAID IT: _____

DATE: _____

WHERE: _____

_____

66 _____

_____

_____

_____

_____ ,,

WHO SAID IT: _____

DATE: _____

WHERE: _____

_____

WHO SAID IT: _____
DATE: _____
WHERE: _____
_____

WHO SAID IT: _____

DATE: _____

WHERE: _____

_____

WHO SAID IT: _____

DATE: _____

WHERE: _____

_____

" _____

_____

_____

_____

_____

_____ **"**

WHO SAID IT: _____

DATE: _____

WHERE: _____

_____

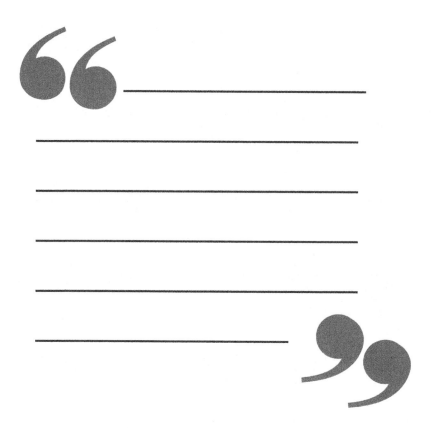

"_____
_____
_____
_____
_____ —

WHO SAID IT: _____
DATE: _____
WHERE: _____
_____

WHO SAID IT: _____

DATE: _____

WHERE: _____

_____

" _____

_____

_____

_____

_____

_____ **"**

WHO SAID IT: _____

DATE: _____

WHERE: _____

_____

"

_____

_____

_____

_____

_____

_____

"

WHO SAID IT: _____

DATE: _____

WHERE: _____

_____

WHO SAID IT: _____

DATE: _____

WHERE: _____

_____

" _____

_____

_____

_____

_____

_____ **"**

WHO SAID IT: _____

DATE: _____

WHERE: _____

_____

WHO SAID IT: _____

DATE: _____

WHERE: _____

_____

WHO SAID IT: _____

DATE: _____

WHERE: _____

_____

WHO SAID IT: _____

DATE: _____

WHERE: _____

_____

" _____

_____

_____

_____

_____

_____ "

"_____

_____

_____

_____

_____ "

WHO SAID IT: _____

DATE: _____

WHERE: _____

_____

enjoy every moment.

WHO SAID IT: _____

DATE: _____

WHERE: _____

_____

66_____

_____

_____

_____

_____

_____ 99

WHO SAID IT: _____

DATE: _____

WHERE: _____

_____

" _____

_____

_____

_____

_____

_____ "

WHO SAID IT: _____

DATE: _____

WHERE: _____

_____

WHO SAID IT: _____

DATE: _____

WHERE: _____

_____

WHO SAID IT: _____

DATE: _____

WHERE: _____

_____

WHO SAID IT: _____

DATE: _____

WHERE: _____

_____

" _____

_____

_____

_____

_____

_____ **"**

WHO SAID IT: _____

DATE: _____

WHERE: _____

_____

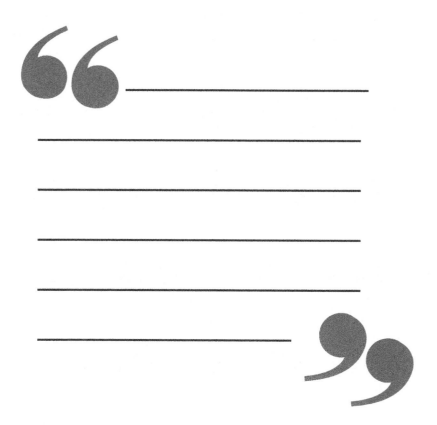

" _____

_____

_____

_____

_____

_____ —

WHO SAID IT: _____

DATE: _____

WHERE: _____

_____

WHO SAID IT: _____

DATE: _____

WHERE: _____

_____

" _____

_____

_____

_____

_____

_____ "

WHO SAID IT: _____

DATE: _____

WHERE: _____

_____

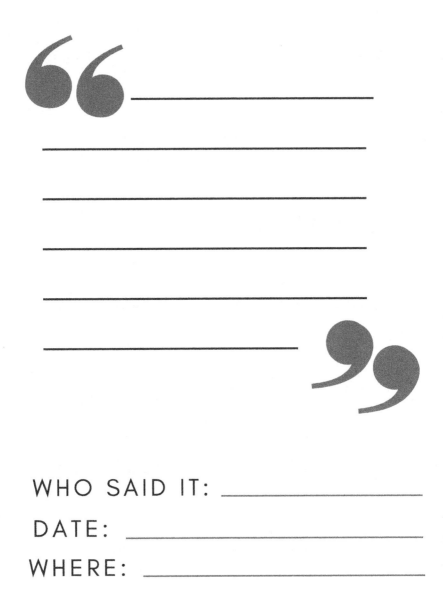

66 _____

_____

_____

_____

_____ 99

WHO SAID IT: _____

DATE: _____

WHERE: _____

_____

WHO SAID IT: _____

DATE: _____

WHERE: _____

_____

66 _____

_____

_____

_____

_____

_____ 99

WHO SAID IT: _____

DATE: _____

WHERE: _____

_____

WHO SAID IT: _____

DATE: _____

WHERE: _____

_____

WHO SAID IT: _____

DATE: _____

WHERE: _____

_____

WHO SAID IT: _____

DATE: _____

WHERE: _____

_____

66 _____

_____

_____

_____

_____

_____ **99**

"_____

_____

_____

_____

_____"

WHO SAID IT: _____

DATE: _____

WHERE: _____

_____

WHO SAID IT: _____

DATE: _____

WHERE: _____

_____

" _____

_____

_____

_____

_____

_____

"

WHO SAID IT: _____

DATE: _____

WHERE: _____

_____

Carpe diem!

WHO SAID IT: _____

DATE: _____

WHERE: _____

_____

" _____

_____

_____

_____

_____

_____ "

WHO SAID IT: _____

DATE: _____

WHERE: _____

_____

WHO SAID IT: _____

DATE: _____

WHERE: _____

_____

WHO SAID IT: _____

DATE: _____

WHERE: _____

_____

" _____

_____

_____

_____

_____ "

WHO SAID IT: _____

DATE: _____

WHERE: _____

_____

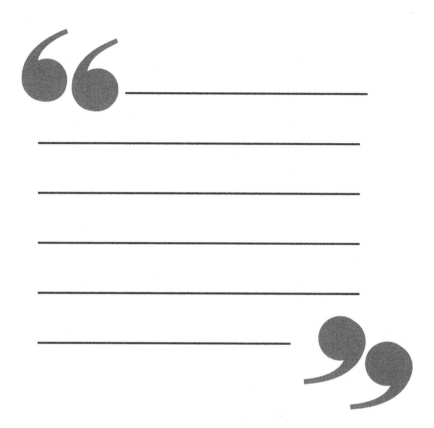

_____

_____

_____

_____

_____

WHO SAID IT: _____

DATE: _____

WHERE: _____

_____

WHO SAID IT: _____

DATE: _____

WHERE: _____

_____

" _____

_____

_____

_____

_____

_____ **"**

WHO SAID IT: _____

DATE: _____

WHERE: _____

_____

" _____

_____

_____

_____

_____

_____ **"**

WHO SAID IT: _____

DATE: _____

WHERE: _____

_____

WHO SAID IT: _____

DATE: _____

WHERE: _____

_____

WHO SAID IT: _____

DATE: _____

WHERE: _____

_____

WHO SAID IT: _____

DATE: _____

WHERE: _____

_____

WHO SAID IT: _____

DATE: _____

WHERE: _____

_____

WHO SAID IT: _____

DATE: _____

WHERE: _____

_____

66_____

_____

_____

_____

_____

_____ **99**

"

_____

_____

_____

_____

_____ "

WHO SAID IT: _____

DATE: _____

WHERE: _____

_____

WHO SAID IT: _____

DATE: _____

WHERE: _____

_____

"

_____

_____

_____

_____

_____
"

WHO SAID IT: _____

DATE: _____

WHERE: _____

_____

WHO SAID IT: _____

DATE: _____

WHERE: _____

_____

WHO SAID IT: _____

DATE: _____

WHERE: _____

_____

precious moments

WHO SAID IT: _____

DATE: _____

WHERE: _____

_____

66 _____

_____

_____

_____

_____

_____ 99

WHO SAID IT: _____

DATE: _____

WHERE: _____

_____

" _____

_____

_____

_____

_____ "

WHO SAID IT: _____

DATE: _____

WHERE: _____

_____

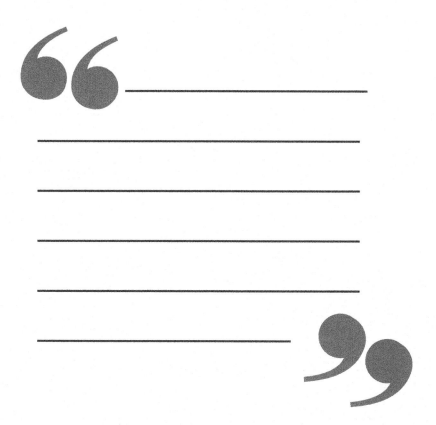

WHO SAID IT: _____

DATE: _____

WHERE: _____

_____

WHO SAID IT: _____

DATE: _____

WHERE: _____

_____

"_____

_____

_____

_____

_____ **"**

WHO SAID IT: _____

DATE: _____

WHERE: _____

_____

"_____

_____

_____

_____

_____

_____ "

WHO SAID IT: _____

DATE: _____

WHERE: _____

_____

WHO SAID IT: _____

DATE: _____

WHERE: _____

_____

"_____

_____

_____

_____

_____

_____"

WHO SAID IT: _____

DATE: _____

WHERE: _____

_____

WHO SAID IT: _____
DATE: _____
WHERE: _____
_____

WHO SAID IT: _____

DATE: _____

WHERE: _____

_____

WHO SAID IT: _____

DATE: _____

WHERE: _____

_____

66_____

_____

_____

_____

_____

_____ **99**

66 _____

_____

_____

_____

_____ 99

WHO SAID IT: _____

DATE: _____

WHERE: _____

_____

WHO SAID IT: _____

DATE: _____

WHERE: _____

_____

" _____

_____

_____

_____

_____ **"**

WHO SAID IT: _____

DATE: _____

WHERE: _____

_____

WHO SAID IT: _____

DATE: _____

WHERE: _____

_____

WHO SAID IT: _____

DATE: _____

WHERE: _____

_____

WHO SAID IT: _____

DATE: _____

WHERE: _____

_____

66 _____

_____

_____

_____

_____

_____ 99

WHO SAID IT: _____

DATE: _____

WHERE: _____

_____

WHO SAID IT: _____

DATE: _____

WHERE: _____

_____

" _____

_____

_____

_____

_____

_____ **"**

live
laugh
love

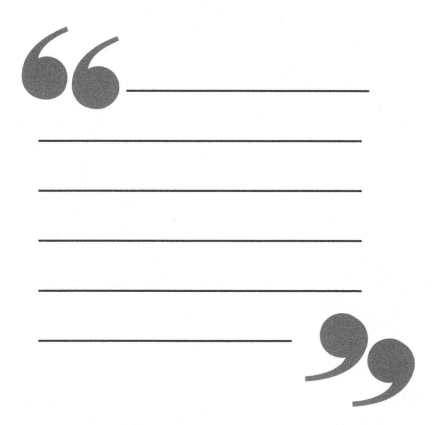

WHO SAID IT: _____

DATE: _____

WHERE: _____

_____

WHO SAID IT: _____

DATE: _____

WHERE: _____

_____

"_____

_____

_____

_____

_____

_____**"**

WHO SAID IT: _____
DATE: _____
WHERE: _____
_____

"_____

_____

_____

_____

_____

_____"

WHO SAID IT: _____

DATE: _____

WHERE: _____

_____

WHO SAID IT: _____

DATE: _____

WHERE: _____

_____

"_____

_____

_____

_____

_____

_____ **"**

WHO SAID IT: _____

DATE: _____

WHERE: _____

_____

WHO SAID IT: _____

DATE: _____

WHERE: _____

_____

WHO SAID IT: _____

DATE: _____

WHERE: _____

_____

WHO SAID IT: _____

DATE: _____

WHERE: _____

_____

WHO SAID IT: _____

DATE: _____

WHERE: _____

_____

" _____

_____

_____

_____

_____

_____ **"**

WHO SAID IT: _____

DATE: _____

WHERE: _____

_____

"_____

_____

_____

_____

_____

_____ **"**

"

_____

_____

_____

_____

_____

"

WHO SAID IT: _____

DATE: _____

WHERE: _____

_____

WHO SAID IT: _____

DATE: _____

WHERE: _____

_____

"_____

_____

_____

_____

_____

_____ "

WHO SAID IT: _____

DATE: _____

WHERE: _____

_____

WHO SAID IT: _____
DATE: _____
WHERE: _____
_____

WHO SAID IT: _____

DATE: _____

WHERE: _____

_____

WHO SAID IT: _____

DATE: _____

WHERE: _____

_____

" _____

_____

_____

_____

_____

_____ "

WHO SAID IT: _____

DATE: _____

WHERE: _____

_____

WHO SAID IT: _____

DATE: _____

WHERE: _____

_____

" _____

_____

_____

_____

_____

_____ **"**

life is good

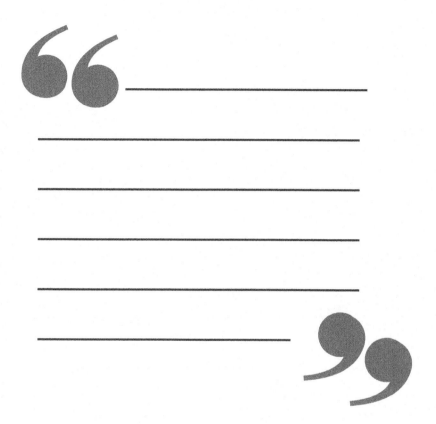

_____

_____

_____

_____

_____

_____

WHO SAID IT: _____

DATE: _____

WHERE: _____

_____

WHO SAID IT: _____

DATE: _____

WHERE: _____

_____

" _____

_____

_____

_____

_____

_____ "

WHO SAID IT: _____
DATE: _____
WHERE: _____
_____

"

_____

_____

_____

_____

_____

"

WHO SAID IT: _____

DATE: _____

WHERE: _____

_____

WHO SAID IT: _____

DATE: _____

WHERE: _____

_____

" _____

_____

_____

_____

_____

_____ "

WHO SAID IT: _____

DATE: _____

WHERE: _____

_____

WHO SAID IT: _____

DATE: _____

WHERE: _____

_____

WHO SAID IT: _____

DATE: _____

WHERE: _____

_____

WHO SAID IT: _____

DATE: _____

WHERE: _____

_____

66 _____

_____

_____

_____

_____

_____ 99

"

_____

_____

_____

_____

_____
"

WHO SAID IT: _____

DATE: _____

WHERE: _____

_____

WHO SAID IT: _____

DATE: _____

WHERE: _____

_____

" _____

_____

_____

_____

_____

_____ **"**

WHO SAID IT: _____

DATE: _____

WHERE: _____

_____

WHO SAID IT: _____
DATE: _____
WHERE: _____
_____

WHO SAID IT: _____

DATE: _____

WHERE: _____

_____

WHO SAID IT: _____

DATE: _____

WHERE: _____

_____

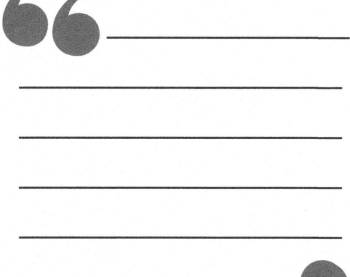

WHO SAID IT: _____
DATE: _____
WHERE: _____
_____

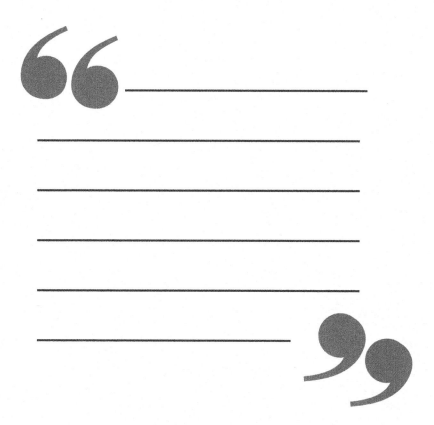

WHO SAID IT: _____

DATE: _____

WHERE: _____

_____

WHO SAID IT: _____

DATE: _____

WHERE: _____

_____

" _____

_____

_____

_____

_____

_____ **"**

Made in United States
North Haven, CT
18 May 2022

19269223R00068